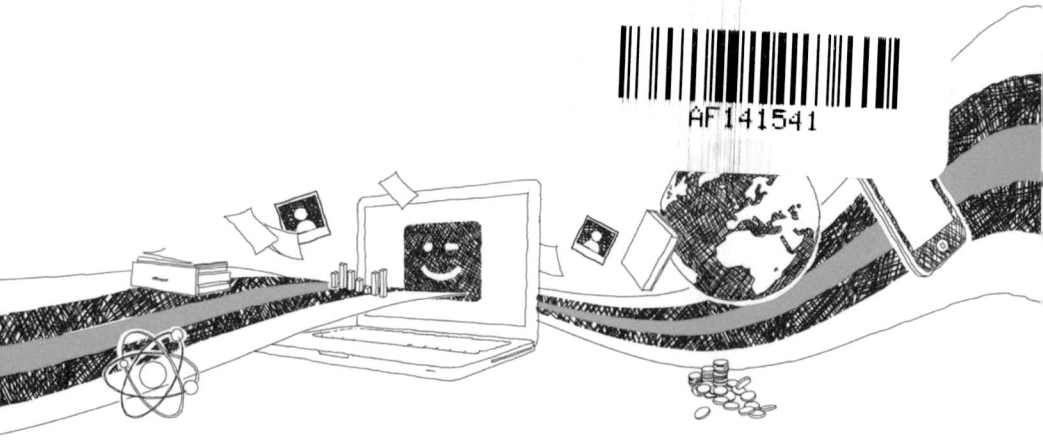
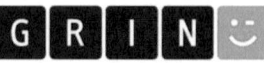

Bibliografische Information der Deutschen Nationalbibliothek:

Die Deutsche Bibliothek verzeichnet diese Publikation in der Deutschen National-
bibliografie; detaillierte bibliografische Daten sind im Internet über http://dnb.d-
nb.de/ abrufbar.

Impressum:

Copyright © 2016 GRIN Verlag, Open Publishing GmbH
Druck und Bindung: Books on Demand GmbH, Norderstedt Germany
ISBN: 9783668352995

Dieses Buch bei GRIN:

http://www.grin.com/de/e-book/345375/schluckstoerungen-beim-wallenberg-syn-
drom-studien-und-therapieansaetze

Juline Hagemann

Schluckstörungen beim Wallenberg Syndrom. Studien und Therapieansätze

GRIN Verlag

GRIN - Your knowledge has value

Der GRIN Verlag publiziert seit 1998 wissenschaftliche Arbeiten von Studenten, Hochschullehrern und anderen Akademikern als eBook und gedrucktes Buch. Die Verlagswebsite www.grin.com ist die ideale Plattform zur Veröffentlichung von Hausarbeiten, Abschlussarbeiten, wissenschaftlichen Aufsätzen, Dissertationen und Fachbüchern.

Inhaltsverzeichnis   Seite

Einleitung Wallenberg Syndrom

Der Begriff Wallenberg-Syndrom ist auf den deutschen Internist und Neurologen Adolf Wallenberg (*1862- †1949) zurückzuführen. Dieser beschrieb in den Jahren 1895-1922 die Fälle von fünf Patienten , bei denen er infolge eines Infarktes eine Läsion in der dorsolateralen Medulla oblongata diagnostizierte. Zwei dieser Patienten obduzierte er nach ihrem Tod und konnte so seine Vermutung bezüglich der Lokalisation des Infarkts belegen (Wallenberg, 1895,1901a, 1901b,1922).

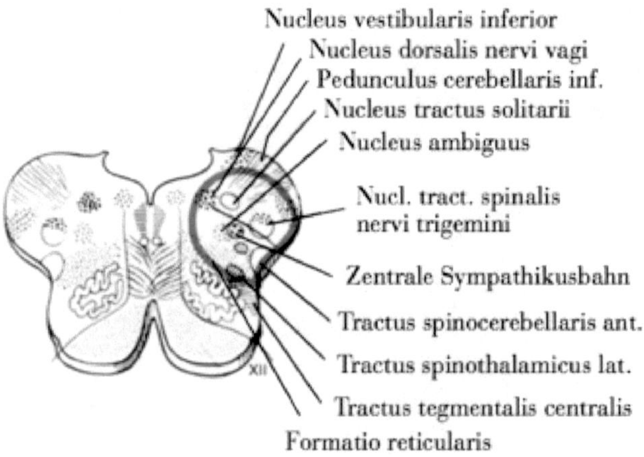

Nucleus vestibularis inferior
Nucleus dorsalis nervi vagi
Pedunculus cerebellaris inf.
Nucleus tractus solitarii
Nucleus ambiguus

Nucl. tract. spinalis
nervi trigemini

Zentrale Sympathikusbahn

Tractus spinocerebellaris ant.

Tractus spinothalamicus lat.

Tractus tegmentalis centralis

Formatio reticularis

Abb 1. Horizontalschnitt durch die rostrale Medulla oblongata. Markierung der Läsion bei Wallenberg-Syndrom. Modifiziert nach Duus (1990) (Hoeling, 2006)

Wie in Abbildung eins erkennbar, liegen im Bereich der dorsolateralen Medulla oblongata viele Bereiche extrem eng beieinander. Je nach Lage und Größe der Läsion können sich deswegen die Symptome ändern und Ungenauigkeiten in der Definition des Wallenberg Syndroms auftreten (Hoeling, 2006). In Abbildung eins sind die Strukturen abgebildet, die bei einem Infarkt der dorsolateralen Medulla oblongata betroffen sein und zu den verschiedensten Ausfällen bzw. Symptomen führen können. In Tabelle eins werden diese Strukturen und die Symptome infolge der Schädigung aufgezeigt.

Anatomische Struktur	Symptomatik
Nucl. vestibularis inferior/medialis	Nystagmus, Lateropulsion ipsilateral
Nucl. dorsalis nervi vagi	Tachykardie, Ösophagus-Dysfunktion

Anatomische Struktur	Symptomatik
Pedunculus cerebellaris inferior	Ataxie
Nucl. tractus solitarii	Ageusie, Anästhesie Pharynx und Larynx
Nucl. ambiguus	Ipsilaterale Parese von Gaumen, Pharynx, Larynx, Stimmband
Nucl. tractus spinalis nervi trigemini	Ipsilaterale Analgesie und Thermanästhesie im Gesicht
Zentrale Sympathikusbahn	Hornersyndrom, Hypohidrosis, Vasodilatation ipsilateral im Gesicht
Tract. spinocerebellaris anterior	Ataxie u. Hypotonie ipsilateral
Ataxie u. Hypotonie ipsilateral	Analgesie u. Thermanästhesie kontralateral am Körper
Tract. tegmentalis centralis	Gaumensegeltremor
Formatio reticularis mit Central Pattern Generators des Schluckens	Dysphagie, Singultus

Tab. 1 Beim Wallenberg-Syndrom betroffene neuroanatomische Strukturen und Symptomatik bei deren Schädigung. Modifiziert nach Duus 1990.

Von den aufgeführten anatomischen Strukturen sind aber nur wenige am Schluckakt beteiligt. Wie auch in der Tabelle erkennbar, handelt es sich hierbei um den Nucleus tractus solitarii, den Nucleus ambiguus, den Nucleus tractus spinalis nervi trigemini und den Formatio reticularis.

Schluckstörungen bei dem Wallenberg Syndrom

Die körperlichen Symptome des Wallenberg Syndroms lassen sich in drei Hauptgruppen einteilen. Generelle Symptome sind ,wie oben genannt, Schluckstörungen, ein Nystagmus und das Ocular-tilt-Syndrom. Gleichseitig auftretende Symptome sind das oben bereits erwähnte Horner Syndrom, Hemiataxie, eine Stimmbandlähmung und Gaumensegel- und Fazialisparesen. Kontralaterale Symptome sind Sensibilitätsstörungen und vermindertes Temperaturempfinden. (Huckabee, 1999). In einer Studie von Aydogdu et al. aus dem Jahr 2001 wurden Symptome von zwanzig Patienten aufgeführt.

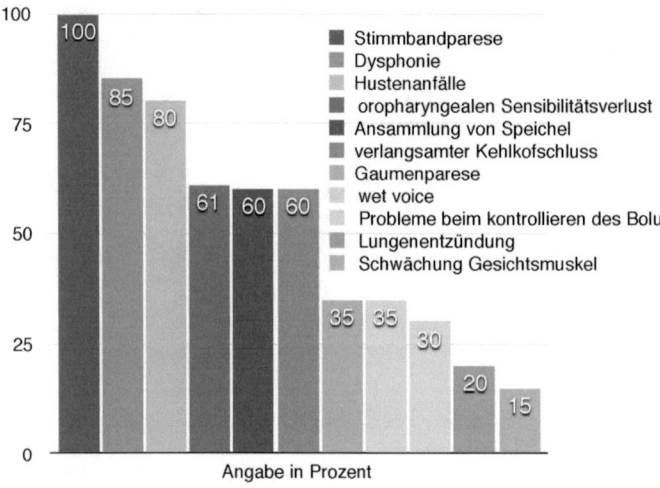

Abb. 2: prozentuale Angabe der Symptome von 20
Patienten mit Wallenberg Syndrom (Aydogdu, 2001)

Im Folgenden wird sich primär mit Schluckstörungen bei dem Wallenberg-Syndrom beschäftigt. Bei Benutzung des Terminus Wallenberg Syndrom sollte der Patienten wenigstens initial das Symptom einer Dysphagie zeigen. Andernfalls kann der Begriff dorsolateral Medulla-oblongata-Syndrom genutzt werden (Prosiegel, 2013). Dies wird aber nicht immer und bei allen Studien so gehandhabt, weswegen hier die Häufigkeiten von Schluckstörungen bei dem Wallenberg Syndrom gesondert aufgeführt werden. In einer Studie von Sacco et al (1993) wird angegeben, dass 51% der Patienten mit Wallenberg Syndrom auch eine Schluckstörung haben. Eine Studie von Kim et al. (1994) kommt auf 61%. In Wallenbergs Beschreibungen weisen alle der fünf Patienten, also 100%, eine Schluckstörung auf, weswegen der Begriff Wallenberg Syndrom auch nur im Falle einer auftretenden Dysphagie benutzt werden soll. Die Patienten Wallenbergs mussten zeitweise über eine Sonde ernährt werden. Auch hier schwanken die Zahlen. Bei

Wallenberg mussten zumindest zeitweise 100% über eine Sonde ernährt werden. In Studien von Prosiegel et al. (2005a, 2005b) müssen nach einer funktionelle Schlucktherapie noch 30% der Patienten über eine Sonde ernährt werden. Allerdings ist es häufig so, dass die Patienten kurz nach einem Schlaganfall erstmal über künstlich ernährt werden müssen. Innerhalb von ein bis zwei Monaten ist es dann aber in vielen Fällen möglich zur oralen Nahrungsaufnahme zurück zu kehren.

Um die genauen Probleme der Patienten mit Wallenberg Syndrom zu beschreiben, werden im folgenden kurz die Phasen des Schluckaktes ausgeführt (Prosiegel et al., 2010). Da die pharyngeale Phase für die Beschreibung von Schluckstörungen bei Wallenberg Syndrom am wichtigsten ist, wird diese etwas ausführlicher beschrieben.

1. Die orale Vorbereitungsphase
In der oralen Vorbereitungsphase findet die Bolusformung statt. Das heißt, die Nahrung wird aufgenommen und präzise zerkleinert. Die Einspeichelung sorgt dafür, dass der Bolus die richtige Konsistenz zum Abschlucken hat. Trockene Nahrungsmittel wie Kekse benötigen mehr Speichel als saftige Nahrungsmittel. Die Dauer der oralen Vorbereitungsphase hängt davon ab, wie lange und häufig der Patient zerkleinert .

2. Die orale Transportphase
Während der oralen Transportphase wird der Bolus über die Hinterzunge in der Oropharynx befördert. Diese Transportphase hat eine Dauer von ungefähr einer Sekunde und ist ein willentlich ausgelöster reflektorischer Ablauf.

3. Die pharyngeale Phase
Bei der pharyngeale Phase findet zunächst die Schluckreflexauslösung statt. Zum Schutz der oberen Atemwege findet der velopharyngeale Verschluss statt. Der Bolus wird durch den Abschluss der Zugenbasis mit der Rachenhinterwand nach unten transportiert. Der Kehlkopf und das Zungenbein bewegen sich nach vorne, wodurch der Bolus leichter passieren kann. Damit die unteren Atemwege geschützt werden, muss ein dreifacher Kehlkopfverschluss stattfinde. Hierbei findet zunächst die Annäherung und Vorwärtskippung der Aryknorpel statt. Daraufhin folgt die Epiglottissenkung und der Stimmbandschluss. Bei Ankunft des Bolus an dem oberen Ösophagussphinkter öffnet sich dieser und der Bolus wird in den Ösophagus transportiert. Der oberen Ösophagussphinkter schließt sich, nachdem sich Kehlkopf und Zungenbein gesenkt haben, wieder. Alle anderen Strukturen kehren ebenfalls wieder in ihre Ausgangsposition zurück und die Atmung setzt wieder ein
4. Die ösophageale Phase
Während der ösophagealen Phase wird der Bolus reflektorisch durch den Ösophagus in den Magen transportiert.

Studien zur Schluckstörungen

In der Studie von Aydogbu (2001) wurden 20 Patienten mit Wallenberg Syndrom untersucht. Es wurde herausgefunden, dass Patienten mit Wallenberg Syndrom eine deutlich geringere Flüssigkeitsmenge als gesunde Menschen schlucken können. Weiterhin zeigte die Studie, dass die pharyngeale Phase bei Patienten mit Wallenberg Syndrom sehr viel länger als bei gesunden Menschen dauert (siehe Abb. 3) . Das liegt, laut den Autoren, daran, dass sich der Kehlkopf-

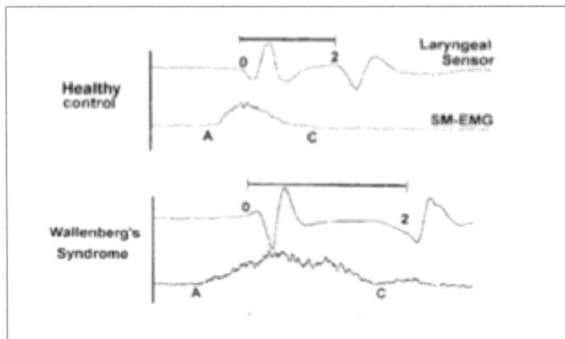

deckel sehr viel langsamer und verzögerter hebt. Diese Aussagen wird in einer Studie von R. Hoeling aus dem Jahr 2006 gestützt.

Bei dieser Studie mit 28 Patienten traten die ersten Schwierigkeiten in der oralen Schluckphase auf. Es zeigten 39,3% der Patienten Probleme mit der Zungen-beweglichkeit und 14,3% der Patienten war in der Kau-bewegung eingeschränkt.

Abb. 3. Abbildung des Schluckprozesses anhand von submentalen EMG und Signalen eines Kehlkopfsensors

Deutlich häufiger zeigten sich Probleme in der pharyngealen Phase. 96,4 % der Patienten zeigten eine gestörte Schluckreflextriggerung. Ebenfalls 96,4 % der Patienten zeigten Beeinträchtigungen beim Öffnen des Ösophagussphinkters. 89,3% der Patienten zeigten Störungen der Kehlkopfdeckelhebung, was mit den Beobachtungen aus der Studie von Aydogbu übereinstimmt.

Therapieansätze und Studienergebnisse

Die Dysphagie beim Wallenberg-Syndrom resultiert aus einem Infarkt im Hirnstamm, genauer in der Medulla Oblongata, in der wiederum wichtige Nervenkerne sitzen, die für die Steuerung des Schluckvorgangs verantwortlich sind. Darunter fallen der **Nucleus Ambiguus,** Nucleus paragigantocellularis lateralis, Nucleus parvocellulari und **Nucleus tractus solitarii.** Einhergehend mit der Läsion des Nucleus Ambiguus tritt eine Varese des Nervus Vagus auf, dem X. Hirnnerven, der die Bewegung der Stimmlippen initiiert. Durch eine einseitige (unilaterale) Läsion kann es somit zu einer Einschränkung der motorischen Funktionen des Oberen Ösophagus Sphinkters (OÖS) und der Kehlkopfbewegung, sowie zu sensorischen Wahrnehmungsstörungen im Bereich des Zungengrundes und im Kehlkopf (Prosiegel, 2005).

Infolge dessen kommt es zu Einschränkungen der Öffnung des Oberen Ösophagus Sphinkter (OÖS) und der Schluckreflex- Triggerung. Die daraus resultierende Dysphagie ist häufig mit massiver Aspiration verbunden, die durch eine Störung der pharyngealen Phase des Schluckens hervorgerufen wird (Hoeling, 2006).

Bei Störungen der pharyngealen Phase kann es durch die sensorischen Einschränkungen im hinteren Zungen- und im Kehlkopfbereich zu stiller Aspiration kommen. Durch die fehlenden sensorischen Reize können Teile des Bolus noch vor dem Initiieren des Schluckaktes über den Zungengrund in Pharynx oder auch Aditus gelangen und aspiriert werden. Die fehlende Wahrnehmung führt dazu, dass die Triggerareale keinen Reflex mehr auslösen und der Bolus unbemerkt in die Atemwege gelangen kann.

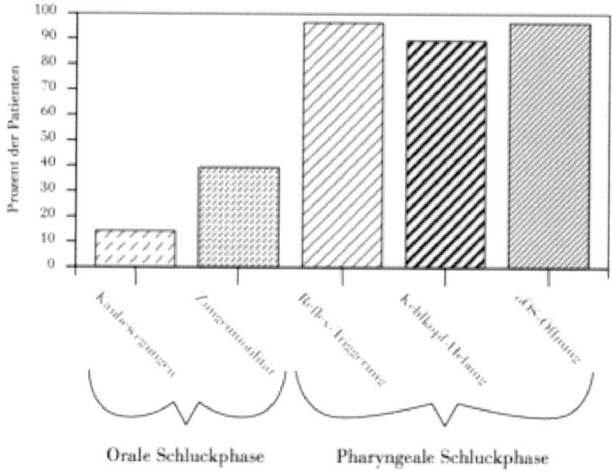

„Gestörte Funktionen des Schluckaktes" entnommen aus: Hoeling, R. (2006)

Kompensatorische Schlucktechniken der Funktionalen Dysphagietherapie (FDT)

	Ausführung	Physiologische Veränderung	Indikation	Ziel
Rotation	Drehen des Kopfes *vor* dem Schlucken zur betroffenen (paretischen) Seite	Verschluss des oberen Hemipharynx,	paretischer Hemipharynx	Vermeidung von Aspiration, Verminderung von Residuen in den Sinus Piriformis

	Ausführung	Physiologische Veränderung	Indikation	Ziel
Mendelsohn-Manöver	willkürlich verlängerte Kehlkopfhebung	verbesserte Öffnung des OÖS	eingeschränkte Larynxelevation, gestörte Öffnung des OÖS, verminderte Zungenschubkraft	Vermeidung von Aspiration
Supraglottisches Schlucken	Atem anhalten, Schlucken, Räuspern, Schlucken	Verschluss der Stimmlippen vor dem Schlucken, Befreiung der Stimmlippen von Residuen durch Räuspern	verspätete Schluckreflexauslösung, ungenügender laryngealer Verschluss	Vermeidung prädeglutitiver Aspiration
Effortful Swallowing	„kräftiges" Schlucken	verstärkte Anspannung der am Schluckakt beteiligten Muskeln	Hypotonie der beteiligten Muskeln	
Masako- Manöver	Zunge zwischen den Schneidezähnen halten beim Schlucken	verstärkte Bewegung der Pharynxwände	eingeschränkte Beweglichkeit des Pharynx	Verbesserung der Pharynxkontraktion
Biofeedback	Messung von Muskelspannungen über Oberflächenelektroden	-	Störungen der Wahrnehmung\n\nAnwendung zusammen mit oben genannten Schlucktechniken	verbesserte Kontrolle über Muskelkontraktionen, Verbesserung der Anwendung oben genannter Schlucktechniken
diätische Maßnahmen	Andicken von Getränken, Beschränkung auf dickflüssige bis breiige Konsistenzen	veränderte Wahrnehmung im Vergleich zu flüssigen Konsistenzen	Störungen der oralen Boluskontrolle, unzureichender laryngealer Verschluss, verspätete Schluckreflexauslösung	verbesserte Wahrnehmung und Boluskontrolle, Vermeidung von Aspiration

In der Therapie kommt es nun darauf an, Aspiration zu verringern und die Sensorik zu verbessern. Dazu kommen kompensatorische Techniken zum Einsatz (siehe Tabelle).

Palmer et al. (2000) schlägt für die Therapie der Dysphagie bei Wallenberg- Syndrom eine Rotation des Kopfes zur betroffenen Seite vor, sodass die Gefahr einer Aspiration über die eingeschränkte Seite vermindert wird. Durch die Drehung wird der obere Hemipharynx oberhalb des Sinus piriformis verschlossen und verhindert so eine postdeglutitive Aspiration. Zudem wird eine Anpassung der Nahrung empfohlen, die den Betroffenen mit eingeschränkter Sensorik die Wahrnehmung erleichtern soll. Für Patienten mit stark eingeschränkter oraler Wahrnehmung empfiehlt der Autor das Andicken von Getränken, damit hier wieder eine bessere Kontrolle erreicht werden kann.

In einer Studie von Dr. M. Prosiegel et al. (2005) wurden 27 Patienten (22 Männer und 5 Frauen) mit Wallenberg- Syndrom mit der funktionalen Dysphagietherapie (FDT) behandelt. Alle 27 Patienten hatten nach einem Infarkt in der rostralen Medulla Oblongata eine ausgeprägte Dysphagie und wurden vor Beginn der Therapie über eine Sonde ernährt. Der Beginn der Erkrankung lag bei den Patienten unterschiedlich lange zurück, daraus ließen sich jedoch keine Rückschlüsse über den Therapieerfolg ziehen. Über einen Zeitraum von durchschnittlich 70 Tagen wurden die Patienten nach dem Konzept der FDT behandelt. Nach Abschluss der Therapie wurden noch 30%, also acht der 27 Patienten, sondenernährt. Alle anderen waren wieder teil- oder voll-oralisiert.

Ergänzend dazu ist eine Studie von Huckabee et al. (2000) zu nennen, die ebenfalls positive Ergebnisse für die FDT bei 10 Patienten mit Wallenberg- Syndrom zeigt. Auf Basis einer umfassenden Diagnostik wurden für die Patienten jeweils kompensatorische Techniken nach der FDT ausgewählt und in Intensivtherapie mit den Patienten geübt. Die Intensivtherapie umfasste eine Woche, in der jeder Patient jeweils morgens und nachmittags eine Stunde Dysphagietherapie erhielt. Zusätzlich wurden die Patienten in Übungen für Zuhause eingewiesen.

Zu den verwendeten Techniken zählten das Mendelsohn-Manöver, das „Effortful Swallowing", sowie für einige der Patienten das Masako-Manöver und „head-lifting"-Manöver. Alle Patienten erhielten zusätzlich ein Biofeedback über SEMG.

Nach der ersten Woche Intensivtherapie wurden die Patienten ein- bis zweimal wöchentlich in einer Klinik behandelt und es folgten Nachuntersuchungen des Schluckens nach der ersten Intensivtherapiewoche, sechs Monate nach Beginn der Therapie und ein Jahr nach Beginn der Therapie.

Der Schweregrad der Dysphagie wurde an jedem dieser Untersuchungszeitpunkte neu evaluiert, um Verbesserungen aufzuzeigen. Vor der Therapie waren neun der zehn Patienten abhängig von einer Sondenernährung. Nach der ersten Therapiewoche wurden acht der Patienten nach hauptsächlich sondenernährt, konnten aber zusätzlich oral Nahrung aufnehmen (Level 2). Zwei Patienten wurden zwar noch sondenernährt, konnten aber bereits den Hauptbestandteil oral (Level 3) aufnehmen.

Nach einem Jahr konnten sechs der zehn Patienten ausschließlich oral mit minimalen Einschränkungen der Konsistenz ernährt werden (Level 5), während drei der Patienten wieder auf Level 1 zurückgefallen waren und eine ausschließliche Sondenernährung benötigten. Bei zweien dieser Patienten traten jedoch im Laufe des Therapiezeitraumes weitere Hirnschädigungen auf, sodass die Verschlechterung des Zustandes ungeklärt bleibt. Die Autoren beschreiben, dass die Zeit bis zur Verbesserung der Dysphagie, sowie bis zur Entfernung der Magensonde abhängig vom initialen Schweregrad der Dysphagie sei. Patienten mit leichteren Läsionen zeigten schneller stabile Erfolge im Vergleich zu schwerer Betroffenen.

Table 2. Scale for functional outcomes related to nutritional route

Level	Description
1	Feeding tube only; no oral intake
2	Feeding tube for primary nutrition; oral intake secondary
3	Oral intake for primary nutrition; feeding tube secondary
4	Oral intake only, feeding tube removed; restricted diet texture
5	Oral intake only, feeding tube removed; minimal texture restriction

„Tabelle 2. Skala der funktionalen Ergebnisse im Bereich der Nahrungsaufnahme", entnommen aus Huckabee et al. (1999)

In einer Studie von Hoeling wurden insgesamt 28 Patienten mit Wallenberg-Syndrom nach bestimmten Methoden der FDT therapiert. Die Therapie erfolgte drei- bis fünfmal wöchentlich und wurde durch Gruppentherapien ergänzt.
Bei 27 der 28 Patienten wurde eine gestörte Schluckreflextriggerung festgestellt. Zusätzlich wiesen 25 der Patienten eine eingeschränkte Kehlkopfhebung auf. Im Zusammenhang mit diesen beiden Einschränkungen wurde auch eine Einschränkung der Öffnung des OÖS diagnostiziert.
Die Therapie wurde an den jeweiligen Befund des individuellen Patienten angepasst und beinhaltete kompensatorische Techniken wir das Mendelsohn- Manöver, das supraglottische Schlucken, Nachschlucken beziehungsweise eine veränderte Kopfhaltung. Zusätzlich wurden bei 26 Patienten diätische Maßnahmen eingeleitet.
Nach einer durchschnittlichen Therapiezeit von 88 Tagen, konnten 19 der 28 Patienten wieder voll-oral ernährt werden. Fünf der Patienten waren noch sondenabhängig.

Alle hier aufgeführten Studien zeigen, dass es für die Therapie einer Dysphagie bei Wallenberg-Syndrom keine einheitliche Therapielösung gibt. Generell wird in vergleichenden Studien beschrieben, dass die Schluckstörung bei Wallenberg- Syndrom häufig schwerer ausfällt, als bei anderen Störungen (Aydogu, 2001; Prosiegel, 2005). Daher scheint eine sehr umfassende Diagnostik sinnvoll, die die Funktionen des Schluckaktes gründlich überprüft. Dazu wurde in allen Studien eine Überprüfung des Schluckens durch Videofluroskopie oder Fiberendoskopie (FEES) durchgeführt. Zusätzlich wurden in einigen Studien Funktionsprüfungen des Gaumensegels und des Würgreflexes durchgeführt. Je nach dem welche Nerven und Nervenkerne betroffen sind, kommt es zu unterschiedlichen Sensibilitäts- und Bewegungseinschränkungen beziehungsweise Paresen.

Auf Basis des daraus ermittelten Zustandes können speziell auf den Patienten angepasste Therapiekonzepte zusammengestellt werden, die den Bedürfnissen entsprechen. Generell ist bei allen Patienten der Studien eine Dysphagie in der pharyngealen Phase festgestellt worden, die in den meisten Fällen mit Aspiration einherging. Ein Großteil der untersuchten Patienten musste vor Beginn der Therapie durch eine Magensonde ernährt werden.

Auch in Bezug auf die durch die Dysphagietherapie erzielten Ergebnisse zeigen sich große Unterschiede. Während sich ein Großteil der behandelten Patienten soweit erholt, dass eine teil-orale bis voll-orale Ernährung möglich wird, bleibt fast immer ein Teil, der auch nach Abschluss der Therapie weiterhin vollständig sondenernährt bleiben muss.

Die Tabelle wurde aus verschiedenen Studien zusammengesetzt und soll einen Überblick über die Möglichkeiten der Dysphagietherapie bei Wallenberg-Syndrom liefern. Je nach pathophysiologischen Befund sollten für den Patienten passende Methoden gewählt werden. Zusätzlich ist zu bemerken, dass zwei der Studien gute Ergebnisse zeigen, wenn die Dysphagietherapie hochfrequent stattfindet und der Patient zusätzlich Gruppeninterventionen oder Übungen für zu Hause erhält (Höling, 2006; Huckabee et al., 2000).

Fazit

Beim Wallenberg- Syndrom kommt es durch einen Infarkt im Hirnstamm, genauer in der Medulla Oblongata, zu Läsionen verschiedener Nerven und Nervenkerne, die zu einer Dysphagie führen können. Je nach Schweregrad und Größe der Läsion kann die Dysphagie unterschiedlich schwer ausfallen.

Beim Auftreten erster Anzeichen für das Wallenberg- Syndrom sollte eine Diagnostik des Schluckens erfolgen, da es häufig zu stiller Aspiration und infolge dessen zu Aspirationspneumonien kommen kann.

Sobald eine Dysphagie diagnostiziert ist, sollte auf Basis der vorliegenden Pathophysiologie ein Therapiekonzept entwickelt werden. Dazu zeigen sich Mischungen aus verschiedenen Methoden der FDT als wirkungsvoll. Insbesondere bei hochfrequenter Therapie und zusätzlichen Übungen zeigen sich Erfolge bei den Patienten.

Literaturverzeichnis:

1. Aydogu, I. et al., *Dysphagia in Lateral Medullary Infarction (Wallenberg's Syndrome: An Acute Disconnection Syndrome in Premotor Neurons Related to Swallowing Activity?)*, Stroke, 32: 2081 - 2087, American Heart Association, 2001

2. Duus, P. *Neurologisch-topische Diagnostik*. Thieme-Verlag, Stuttgart. 1990

3. Höling, R., *Schluckstörung bei Wallenberg- Syndrom Störungsmuster und Outcome*, Dissertation, Ludwig- Maximilians- Universität München, Düsseldorf, 2006

4. Huckabee, M. L. et al., *Outcomes of Swallowing Rehabilitation in Chronic Brainstem Dysphagia: A Retrospective Evaluation*, Dysphagia, 14: 93 - 109, Springer-Verlag, New York, 1999

5. Jones, H. N. und Rosenbek, J. C., *Dysphagia in rare conditions - An encyclopedia* aus Clinical Dysphagia Series, 1. Auflage, Plural Publishing Inc., New York, 2009

6.

7. Kim, J.S. et al. (1994) Spectrum of lateral medullary syndrome. Correlation between cli- nical findings and magnetic resonance imaging in 33 subjects. *Stroke*, **25**, 1405-1410.

8. Palmer, J. B., *Evaluation an Treatment of Swallowing Impairments*, Am Fam Physician, 15;61(8):2453-2462, 2000

9. Prosiegel, M. et al., *The localization of central pattern generators for swallowing in humans – a clinical-anatomical study on patients with unilateral paresis of the vagal nerve, Avellis' syndrome, Wallenberg's syndrome, posterior fossa tumours and cerebellar hemorrhage*, Acta Neurochir, 93: 85–88 (6), Springer-Verlag 2005

10. Prosiegel, M. et al., *Swallowing therapy – a prospective study on patients with neurogenic dysphagia due to unilateral paresis of the vagal nerve, Avellis' syndrome, Wallenberg's syndrome, posterior fossa tumours and cerebellar hemorrhage*, Acta Neurochir 93: 35–37 (6), Springer-Verlag 2005

11. Prosiegel, M. , Weber S., *Dysphagie: Diagnostik und Therapie*, Springer Verlag 2013

12. Sacco, R.L. et al. Wallenberg's lateral medullary syndrome. Clinical-magnetic re- sonance imaging correlations. *Arch Neurol*, **50**, 609-614., 1993

13. Wallenberg, A., Acute Bulbäraffection (Embolie der Art. cerebellar. post. inf. si- nistr.?). *Arch Psychiatr Nervenkr*, **27**, 504-540, 1895

14. Wallenberg, A., Anatomischer Befund in einem als „acute Bulbäraffection (Embo- lie der Art. cerebellar. post. inf. sinistr.?)" beschriebenen Falle. *Arch Psych Nerven- krankh*, **34**, 923-959, 1901

15. Wallenberg, A., Klinische Beiträge zur Diagnostik acuter Herderkrankungen des verlängerten Markes und der Brücke. *Dtsch Z Nervenheilkd*, **19**, 227-248, 1901

16. Wallenberg, A., Verschluß der Arteria cerebelli inferior posterior dextra (Mit Sekti- onsbefund). *Dtsch Z Nervenheilkd*, **73**, 189-212, 1922

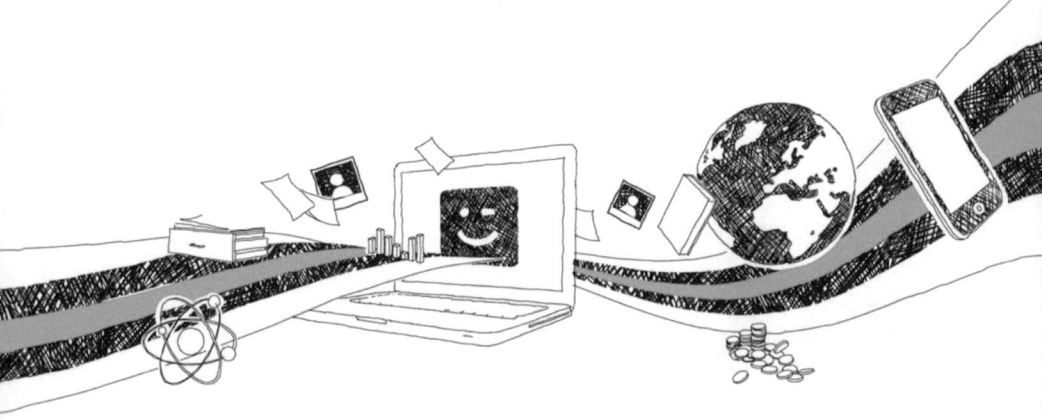
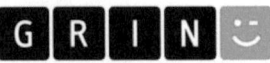